ÉTUDES

SUR

L'ÉLECTRICITÉ

Application de l'Électricité

AU DÉBUT DES MALADIES

ET MOYEN DE LES ÉVITER

De la Convalescence, de l'Entorse et de l'Asphyxie

PAR

C. BECKENSTEINER.

LYON

IMPRIMERIE D'AIMÉ VINGTRINIER

RUE BELLE-CORDIÈRE, 14

1868

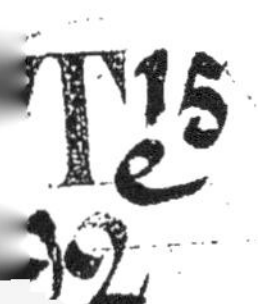

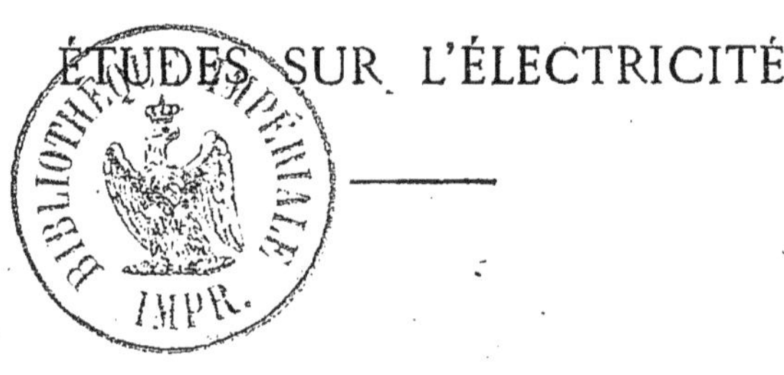

ÉTUDES SUR L'ÉLECTRICITÉ

Te 15/92

ÉTUDES

SUR

L'ÉLECTRICITÉ

Application de l'Électricité

AU DÉBUT DES MALADIES

ET MOYEN DE LES ÉVITER

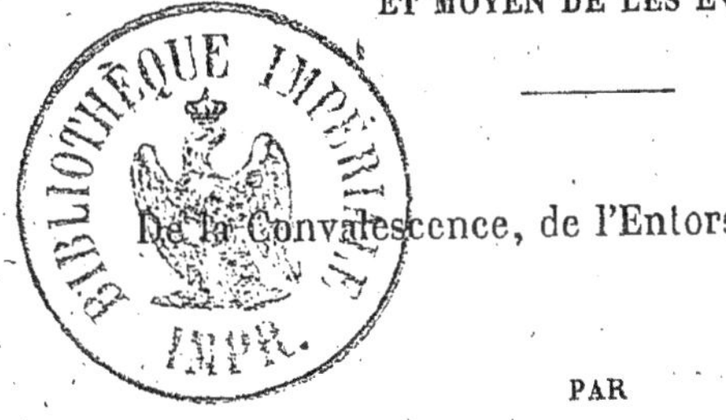

De la Convalescence, de l'Entorse et de l'Asphyxie

PAR

C. BECKENSTEINER.

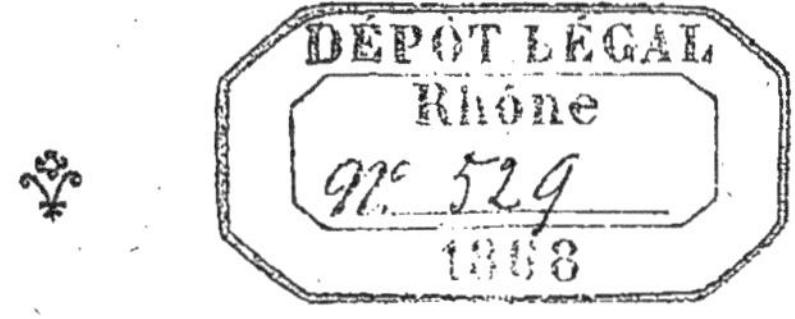

LYON

IMPRIMERIE D'AIMÉ VINGTRINIER

RUE BELLE-CORDIÈRE, 14

1868

INTRODUCTION.

———

Je me suis occupé, depuis 1836, de l'application de l'électricité statique à des affections réputées incurables et dont la plupart ont été guéries ou soulagées.

J'ai publié quelques observations dans les Annales de la Société linéenne de Lyon, dont je suis membre, et plus tard j'ai édité un volume sous le titre : *Etudes sur l'électricité* (1). Puis j'ai fait paraître

(1) Études sur l'électricité. Paris, 1852, chez J.-B. Baillière.
Id.　　　2ᵉ édition. id. 1859. id.　　id.
Études sur le traitement de l'épilepsie, 1859.　id.
Id.　　　　id.　　de la chorée, 1860.　id.

un autre ouvrage sur le traitement de la chorée et de l'épilepsie par l'électricité.

Plusieurs médecins, témoins des effets jusqu'alors inconnus de l'électricité statique sur des maladies réputées incurables, suivirent ma méthode. Je citerai dans le nombre le docteur Poggioli, à Paris, le professeur Georgii, à Londres, le docteur Zimpel, à Rome.

Dans la deuxième édition du livre : *Etudes sur l'électricité*, j'ai cité des observations pratiques faites par ces docteurs.

Depuis, le nombre des élèves s'est considérablement augmenté.

Les docteurs Lange, de Dresde, Tournaire, de Tain, Castel, de Marseille, Frestier et Blanc, de Lyon, ont tous adopté ma méthode après avoir constaté, en suivant mes opérations, la guérison complète d'une foule de maladies chroniques.

Toutefois, malgré leur talent incontestable, presque tous ces messieurs ont éprouvé des difficultés dans l'application de l'électricité, mais sùrtout et presque exclusivement quand il s'agit de maladies chroniques.

Tout praticien sait par expérience combien la guérison de ces maladies offre de difficultés. On n'a pas seulement à combattre la maladie elle-même, mais encore l'habitudè de la maladie contractée par l'organisme.

Lors même que l'on ferait une description détaillée des ressources variées qu'offre l'électricité dans son application aux maladies chroniques, ces indications seraient insuffisantes.

Il serait impossible d'indiquer tous les moyens électriques à employer contre les accidents qui peuvent se produire dans le cours d'un traitement qui doit nécessairement se prolonger assez long-temps.

Ce ne serait que par une longue pratique ou une instruction clinique de plusieurs mois qu'il serait possible de former des élèves rompus, pour ainsi dire, aux manipulations électriques.

Mais par contre, si les affections chroniques exigent de la part de l'opérateur une instruction longue et compliquée, les affections récentes sont très-faciles à guérir.

Dans ces derniers cas, un enseignement pratique *d'une quinzaine de jours* suffit pour rendre toute personne apte à son emploi.

Dans les affections récentes, ce sont les ouvriers des villes et de la campagne qui se guérissent le plus promptement. Une seule séance suffit presque toujours pour dissiper les symptômes fâcheux qui se présentent et éloigner ainsi la maladie avant son invasion.

Dans la classe ouvrière, la journée du père suffit souvent pour l'entretien de la famille, mais qu'une maladie se déclare, l'aisance est remplacée par la misère. Il est à remarquer que les habitants de la campagne ont l'habitude de ne recourir aux soins médicaux qu'à la dernière extrémité, soit qu'ils répugnent à l'emploi des remèdes, soit qu'ils craignent les frais qu'ils nécessitent, et cependant l'affluence aux hôpitaux devient toujours plus considérable et exige soit leur agrandissement, soit la construction de nouveaux édifices de ce genre.

L'emploi de l'électricité *au début des maladies* serait donc d'une grande utilité et d'une économie immense, car elle diminuerait considérablement le nombre des malades. Dès lors les ressources souvent insuffisantes aujourd'hui, seraient transformées en excédants qui pourraient être employés à d'autres secours de bienfaisance.

Dans les campagnes où il existe une école, l'instituteur, faute de médecin, pourrait appliquer gratuitement le traitement électrique à tout malade au début d'une affection morbide et avant son développement.

L'application de l'électricité doit être gratuite sans doute, mais les personnes aisées ne manqueraient pas de donner une petite rétribution à l'instituteur et là se présenterait un moyen tout naturel d'augmenter un peu le traitement souvent insuffisant de ces intéressants fonctionnaires.

X.

Les frais d'achat de la machine électrique et des
appareils accessoires sont peu considérables et pourraient être couverts au moyen d'une souscription
des habitants ou d'un don de quelques personnes
aisées de la commune.

En dehors de cette application de l'électricité aux
diverses affections, ces instruments peuvent encore
servir à l'enseignement des élèves de l'école et en
outre au progrès de l'agriculture, de l'horticulture
et de la *sériciculture*, sur laquelle je donnerai dans
la suite un traité spécial.

Les maladies des habitants de la campagne ont
souvent pour cause les intempéries des saisons, les
excès de travail, chutes, luxations, etc., etc., affections qui guérissent dans les cas récents, *instantanément*, et généralement les paysans se soumettent
avec plaisir au traitement électrique.

Dans les villes, selon leur population, il serait
facile d'établir des dispensaires où chaque ouvrier
pourrait être secouru à toute heure au début d'une
affection. Dans les casernes, dans les camps, l'em-

ploi de l'électricité serait encore d'un grand secours et éviterait au moins la moitié des entrées à l'hôpital.

Un fourrier, un caporal, un simple soldat, sachant lire et écrire et après une instruction pratique de quelques jours, pourra appliquer utilement l'électricité.

Dans les armées en marche, il reste toujours en arrière un certain nombre de trainards accablés par la fatigue, l'insolation ou toute autre cause morbide. Une machine électrique installée dans un fourgon spécial et suivant la colonne militaire fera éviter au plus grand nombre les affections les plus graves, car on pourra administrer même en route l'électricité aux soldats fatigués.

Le transport d'une machine électrique dans une voiture spéciale et traînée par un seul cheval sera bien plus facile que celui d'un canon ou de tout autre engin de guerre.

L'installation des appareils électriques dans les

usines, les fabriques, les gares de chemin de fer, partout où il y a constamment des agglomérations d'hommes et par conséquent occasion d'accidents, de chutes où de contusions, sera de la plus grande utilité, en fournissant le moyen d'éloigner instantanément les complications qui peuvent être la suite de tout accident.

Tout nous démontre donc les avantages immenses que peut nous procurer l'application de l'électricité au début de diverses maladies sans avoir à en redouter les suites fâcheuses.

L'Etat qui aura le premier adopté ce système sera promptement imité partout et on sera étonné ensuite d'avoir négligé si longtemps un moyen si efficace, non-seulement pour le soulagement mais encore pour la diminution des maux de l'humanité.

Si on avait employé comparativement l'électricité statique avec l'électricité dynamique au lieu de s'en tenir exclusivement à l'emploi de cette dernière, on aurait aisément reconnu par la variété de ses effets sur l'organisme vivant la supériorité de l'électricité statique.

Pour arriver à la propagation de cet agent si utile à l'humanité entière, capable de diminuer au moins d'un quart la mortalité annuelle, ainsi que les maladies chroniques résultant des maladies aiguës, je proposerais de donner l'instruction gratuite à toute personne qui désirerait s'instruire dans l'application de l'électricité à l'art de guérir.

Il serait facile de réaliser ce projet en établissant un dispensaire gratuit pour les ouvriers dans lequel chacun pourrait constater les effets produits sur les malades et opérer à son tour après une quinzaine de jours d'instruction pratique.

La crainte de la transmission de la maladie du patient à l'opérateur est dissipée par des preuves incontestables. Depuis 32 ans je l'applique journellement à de nombreux malades sans avoir jamais été indisposé. Des médecins et d'autres personnes ont fait la même épreuve. Quelques dames même l'ont appliquée par charité à des individus souffrants et sont parvenues à les guérir ou à les soulager. L'excès en tout peut devenir nuisible, mais l'emploi de l'électricité par contact n'offre aucun danger quand on ne la pratique que deux à quatre heures par jour.

Il y a une grande différence dans l'application de l'électricité statique et celle de l'électricité dynamique.

La première se modifie à l'infini selon la volonté de l'opérateur qui partage les sensations éprouvées par le patient, et peut les modifier selon le sexe, l'âge et l'impressionnabilité du malade, tandis que l'électricité dynamique agit par une série de commotions plus ou moins fortes et sans la participation sensible de l'opérateur qui ne peut se rendre compte par lui-même de l'effet produit sur le sujet.

Je suis prêt à offrir l'usage gratuit de mes appareils, je m'engage à donner gratuitement aussi mes soins aux malades et aux adeptes désireux d'appliquer ma méthode, les conseils de mon expérience, mais il est des frais comme les frais de local et de luminaire, etc., que je ne pourrais naturellement supporter seul.

J'ai l'espoir que des personnes charitables et convaincues de l'utilité de cette médication nouvelle, voudront bien organiser une souscription pour couvrir ces frais d'ailleurs peu considérables.

La seule récompense que j'ambitionne est de faire le plus de bien possible.

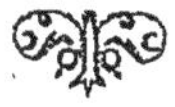

DE L'INVASION MORBIDE

CHAPITRE PREMIER.

PARTIE MÉDICALE (1).

Sous le nom d'invasion morbide on désigne l'ensemble des symptômes qui marquent le début d'une maladie; les prodromes ou phénomènes avant-coureurs sont ceux qui en précèdent le développement.

Malgré ces différences, et pour ne pas scinder en plusieurs parties l'histoire des phénomènes que nous venons d'indiquer, nous réunirons sous le même titre : *Invasion*, tous les symptômes qui se produisent, depuis le moment où la santé commence à être altérée jusqu'à la manifestation des signes révélateurs de l'état morbide.

Ainsi envisagée, l'invasion présente des différences notables, suivant que le mal est aigu ou chronique.

Dans le premier cas, quand les affections aiguës sont franches et légitimes, telles par exemple, que les grandes inflammations, il est très-commun de voir des phénomènes précurseurs : du malaise, de l'anxiété, de l'insomnie, ou un état continuel de somnolence, des douleurs convulsives dans les membres, qu'on ne peut ex-

(1) Dictionnaire de Baude.

pliquer par des fatigues physiques ou intellectuelles d'une date récente. De plus il y a diminution de l'appétit, désordre dans la digestion ; les selles et les urines sont plus rares ou plus abondantes que de coutume, la sensibilité générale est exaltée, et, dans quelques cas affaiblie et comme voilée ; on observe de brusques changements dans la calorification de la peau ; tantôt refroidissement des extrémités, tantôt des frissons irréguliers, des bouffées de chaleur au visage, des alternatives de rougeur ou de pâleur, etc. En un mot, le corps ne fonctionne pas comme d'habitude ; l'intelligence elle-même ne semble plus être dans toute sa plénitude. Les anciens, Hippocrate en particulier, avaient beaucoup étudié les symptômes précurseurs ; c'est d'eux que nous vient cet aphorisme fameux, tant de fois répété et toujours vrai : *Lassitudines sponte abortæ morbos graves denunciant,* les lassitudes spontanées annoncent l'imminence de maladies graves. C'est qu'en effet elles sont un des phénomènes les plus constants qui précèdent l'invasion morbide.

Toutefois, hâtons-nous de le dire, rien n'est plus commun que de voir ces perturbations dans les fonctions de l'économie animale, n'être suivies d'aucune maladie : telles sont ces indispositions passagères que tout le monde a éprouvées et qui se dissipent d'elles-mêmes. Mais si cet état persiste pendant quelque temps, si, loin de s'améliorer, il s'aggrave, ou bien encore, si les symptômes observés reparaissent après s'être éclipsés pendant un ou deux jours, alors on peut soupçonner et prédire l'invasion de la maladie.

D'autres fois il n'y a pas de prodromes, l'invasion

est brusque et surprend le sujet en pleine santé et même dans un moment où toutes les fonctions semblent s'exécuter avec plus de vigueur et d'harmonie que jamais. Dans les affections dont nous parlions d'abord, il est impossible, d'après les préludes, de reconnaître la maladie qui va se déclarer, mais il en est quelques-unes qui sont précédées d'un groupe de phénomènes caractéristiques et qu'on peut regarder comme les indices, comme les messagers du mal dont on est menacé : telles sont les affections comprises dans la famille des fièvres exulcératives, la rougeole, la variole, la scarlatine, puis encore certaines maladies épidémiques.

Les affections contagieuses présentent ordinairement, entre la première action de la cause et la manifestation de ses effets, un intervalle plus ou moins long, pendant lequel le sujet jouit de sa santé habituelle, et qu'on nomme période d'incubation ; cette période est donc le temps qui s'écoule depuis que l'agent contagieux introduit dans l'économie animale y prépare ses ravages. C'est dans ce cas que le médecin doit être très-attentif à surveiller les premiers accidents qui se déclarent, afin de combattre le mal dès sa naissance.

La durée de cette période est très-variable. Quant à l'invasion des maladies par contagion, elle est dans certains cas précédée de phénomènes caractéristiques, mais quelquefois aussi elle est instantanée et comme foudroyante.

Il est des maladies chroniques précédées d'accidents divers, les autres, et c'est le plus grand nombre, succèdent à une affection aiguë ou se développent peu à peu et acquièrent ainsi d'une manière progressive le degré d'intensité qu'elles sont susceptibles d'atteindre. Parmi celles qui ont des prodromes nous citerons certaines affections intermittentes : les névralgies, qui, souvent sont précédées d'une sensation particulière dans la partie qui doit devenir le siége de la douleur; nous citerons aussi certaines maladies convulsives qui s'annoncent fréquemment, sinon par une *aura*, comme dans l'épilepsie, du moins par un trouble tout spécial, dont le sujet a le sentiment et qui lui présage les accidents qui le menacent.

Les écoles médicales, les anciens électrophiles, les sectateurs du galvanisme et du faradisme restent muets sur l'indication des moyens propres à combattre l'invasion des maladies.

La diversité des symptômes qui apparaissent en même temps, et dont chacun semble réclamer un traitement différent, souvent même opposé à ceux qui indiquent les autres symptômes, ne permet pas l'emploi des moyens curatifs et force le praticien à attendre que la maladie se déclare et prenne la forme caractéristique qui la distingue de toute autre.

Dans les premiers moments de trouble qu'éprouve le patient, le médecin, pour ne pas aggraver la perturbation qui se manifeste dans toute l'économie, se trouve réduit à prescrire simplement des tisanes insignifiantes, la diète, le repos du corps et de l'esprit.

Les anciens électrophiles auraient pu, malgré l'imperfection de leurs moyens souvent trop énergiques, essayer l'électricité statique pour dissiper les troubles à leur apparition, mais nous ne trouvons dans leurs ouvrages aucune trace de semblables expérimentations.

Quant au galvanisme, au faradisme, ou autres moyens d'induction, il est impossible de les appliquer, même avec les connaissances actuelles sur l'emploi de l'électricité dynamique. Avant 1840, je ne songeais pas à combattre par l'électricité statique les prodromes qui annoncent l'invasion d'une maladie, mais deux affections graves que je ressentis cette année-là même me tracèrent la ligne à suivre pour combattre ces mêmes prodromes et empêcher ainsi l'apparition de la maladie.

CHAPITRE SECOND.

PRODROMES.

MODE D'ÉLECTRISATION APPROPRIÉ A CHACUN D'EUX.

I.

Lassitudes. — Prostrations. — Faiblesses des membres supérieurs et inférieurs.

La prostration est l'un des symptômes précurseurs les plus ordinaires et se manifeste au début de presque toutes les maladies graves; le malade a de la peine à marcher, il sent ses articulations comme brisées, quelquefois avec accompagnement de douleur.

MODE D'ÉLECTRISATION.

Friction avec la main et massage des membres endoloris pendant quatre ou cinq minutes. Si la lassitude est générale, promener avec l'excitateur d'or des étincelles le long de la colonne vertébrale et des membres ; promener avec la tige d'argent un courant de la tête aux pieds. Dans le cas où la lassitude n'a pas cédé à la première électrisation, on recommence de demi-heure en demi-heure, jusqu'à ce qu'on ait réussi à la dissiper entièrement.

II.

Céphalalgie ou maux de tête.

La manière de procéder diffère selon l'intensité du mal; si le mal n'est pas trop violent, il faudra diriger, à l'aide de la tige d'argent, un courant sur les parties les plus douloureuses de la tête, on pourra également se servir pour la production de ce courant de l'appareil d'argent contenant de la valériane.

Mais si la céphalalgie est très-forte, les courants sont insuffisants, et il sera besoin d'exciter avec la boule d'argent des étincelles sur les parties les plus affectées. Ces étincelles apportent presque toujours un soulagement instantané, chacune d'elles semble emporter une partie de la douleur.

Dès que les étincelles auront produit de l'effet, il sera bien d'établir un courant avec la pointe de l'excitateur d'argent.

Le nombre des étincelles est subordonné au plus ou moins d'intensité de la céphalalgie; en tout cas, on n'ira pas au-delà de quinze à vingt, car souvent le mal de tête coïncide avec le froid aux extrémités inférieures. Alors, les étincelles deviennent insuffisantes, et il faut porter l'attention aux pieds, afin d'y déterminer une dérivation. On excitera d'abord avec la boule de fer des étincelles aux jambes et aux pieds, puis on frictionnera avec la main. La séance peut durer de cinq à dix minutes et doit être renouvelée tant que le mal de tête n'a pas complètement disparu; il faut quelquefois, si ce mal est très-intense, trois ou quatre séances le même jour.

Il arrive rarement de ne pas réussir dès le premier jour; mais, dans le cas contraire, on recommence le lendemain. La céphalalgie se montrant rebelle à l'emploi des moyens ci-dessus indiqués, il convient de pratiquer sur tout le corps des frictions à la main, suivies d'un courant produit avec la tige d'argent.

III.

Points de côté. — Difficulté de respirer. — Toux.

Quand les points de côté sont très-douloureux et siégent dans la région des côtes sternales ou abdominales, on doit frictionner avec la main et exciter avec le fer des étincelles sur les parties douloureuses; mais si les douleurs pongitives sont accompagnées d'une gêne dans la respiration, on emploie avec grand succès l'excitateur d'antimoine, avec lequel il sera provoqué soit des courants, soit des étincelles, et ensuite on pratiquera des frictions manuelles.

Quand l'affection est récente, elle disparaît au bout de quelques minutes; mais si elle date de deux ou trois jours, il faut plusieurs séances dans la même journée et frictionner fortement afin de provoquer la transpiration ou du moins la moiteur. Lors même que le malade aura été soulagé sensiblement dès le premier jour, il ne devra pas négliger de revenir le lendemain; car souvent les mêmes symptômes reparaissent. J'ai même reconnu comme nécessaire que le sujet, bien que guéri, se fît électriser encore pendant deux ou trois jours, s'il voulait obtenir une guérison complète.

La pneumonie et la pleurésie ne sont souvent que des suites de points de côté, en sorte qu'il est facile de guérir ces maladies, pourvu que l'on ait soin d'attaquer les douleurs pongitives avant leur développement. Les étincelles provoquées avec l'excitateur d'antimoine sont encore souveraines dans les cas de toux ou de rhume de poitrine.

IV.

Diarrhée. — Constipation.

Si l'affection est récente, elle se guérit presque d'elle-même après l'emploi de quelques gorgées d'eau électri-sées avec de l'or et des frictions manuelles pratiquées sur la région de l'estomac et de l'abdomen.

Depuis longtemps j'obtiens de l'usage de l'eau électro-aurifère des résultats inespérés. Un jour, ayant bu en trop grande quantité de l'eau minérale de Charbonnières, j'eus une diarrhée très-forte, qui, après m'avoir fatigué pendant trois jours, fut guérie entièrement par un seul verre d'eau électro-aurifère. Le même effet a lieu dans les cas de constipation opiniâtre. Je pourrais citer plu-sieurs cas de guérison. La dose de cette eau est d'un quart de verre à un verre entier à prendre à plusieurs fois et pendant l'électrisation.

V.

Vomissements.

Electriser avec l'excitateur de cuivre sur la région de l'estomac et généralement sur tout l'abdomen par étin-celles et courants ; eau électrisée avec ce même cuivre rouge, la prendre par petites gorgées.

VI.

Insomnie.

Courants avec la tige d'argent promenés sur toute l'étendue du corps ; frictions manuelles et courants produits avec l'appareil à valériane.

VII.

Abattement. — Besoin de dormir.

Electrisation par étincelles avec la boule d'or, électrisation aux jambes et aux pieds avec la boule de fer ; frictions générales avec la main.

VIII.

Refroidissement des extrémités inférieures.

Le froid aux pieds est parfois si intense qu'il est presque invincible, c'est souvent le symptôme accompagné d'une céphalalgie violente avec laquelle il est, pour ainsi dire, étroitement lié. Pour ce cas, nous renvoyons au traitement indiqué à l'article céphalalgie, maux de tête. Mais le froid aux extrémités inférieures est souvent indépendant de la tête et alors ne se borne pas seulement aux pieds, mais envahit toute l'étendue de la jambe, sans excepter les genoux. Dans ce cas, avoir recours aux plaques rubéfiantes, aux frictions manuelles, au charbon végétal, aux étincelles avec l'excitateur de fer,

Après avoir indiqué les divers modes d'électrisation applicables à chacun des prodromes, nous ferons observer que le plus fréquemment ces derniers ne se présentent pas à l'état d'isolement, mais se manifestent à la fois en grand nombre.

Supposons un malade affecté simultanément de céphalalgie, de prostration générale, de froid aux extrémités inférieures ; en ce cas, la règle à observer est de commencer par la tête, de procéder ensuite à l'électrisation sur toutes les parties et de terminer par les extrémités inférieures.

Il est rare qu'il n'existe en même temps qu'un seul prodrome, et, dans ce cas, il ne conviendrait pas moins de terminer par les pieds, comme moyen de dérivation.

Les séances ne doivent pas trop se prolonger, il suffit de 8 à 10 minutes pour chacune et il vaut mieux les multiplier à courte distance que de les faire durer trop longtemps. Lors même qu'une première séance aura entièrement délivré le sujet de son affection, il importe néanmoins d'électriser encore le lendemain, afin d'empêcher une rechute.

DE LA CONVALESCENCE

CHAPITRE PREMIER.

PARTIE MÉDICALE.

On nomme convalescence l'état intermédiaire entre la cessation des affections morbides et le rétablissement des forces et des fonctions de l'organisme.

Le convalescent est en général pâle, faible et amaigri, l'habitude qu'il a prise d'être couché est cause que souvent il se trouve mal lorsqu'il veut rester trop long-temps debout, le cerveau dans cette position ne recevant pas, pour son excitation, la même quantité de sang que quand le malade est alité, car alors ce liquide n'a pas à surmonter son propre poids pour gagner le cerveau et y afflue, par conséquent, en plus grande abondance.

Toutes les fonctions de la vie sont languissantes chez le convalescent, il ne peut supporter la moindre contention d'esprit, il est sensible au moindre froid, impatient et en général très-susceptible ; aussi doit-il éviter avec soin toute émotion morale. Les fonctions ne reviennent pas tôutes simultanément à l'état normal ; celles des organes des sens se rétablissent en premier lieu ; ainsi le vin cesse d'être amer et le pain sans saveur, en un mot l'appétit renaît alors que l'estomac est encore peu capable de digérer ses aliments, de là ces indigestions si fréquentes dans la convalescence. Plus tard les digestions se font

bien, mais le ventre demeure encore longtemps pares-
seux, et chez les femmes, les règles ne reviennent qu'a-
près plusieurs mois de suppression. Du reste, rien n'est
plus variable que la durée de la convalescence, elle est
subordonnée à l'intensité et à la nature de la maladie,
au traitement suivi, à la diète plus ou moins rigoureuse-
ment observée et à une foule d'autres circonstances;
elle est généralement plus courte chez les enfants et chez
les personnes robustes.

Dans bien des cas le malade après avoir parcouru avec
bonheur la période de la maladie, se trouve dans un tel
état de faiblesse qu'il ne peut parvenir à la convalescence,
et succombe, bien que guéri de l'affection dont il était
atteint, parce que les fonctions de la nutrition ne peuvent se rétablir.

Chez les malades traités par des moyens énergiques
la convalescence s'établit plus difficilement que chez
ceux traités par la médecine expectante ou homœopa-
thique.

Pendant la convalescence, et surtout à la suite de certaines maladies, le sujet est exposé aux rechutes; aussi
doit-il continuer quelque temps sa médication, et dans
tous les cas, se conformer avec soin aux règles de l'hy-
giène.

L'air pur de la campagne est favorable à son rétablissement, il habitera un appartement sec, aéré, vaste et
bien éclairé; il lui convient de se livrer à un exercice
modéré, qui ne doit pas aller jusqu'à la fatigue, les vêtements doivent être chauds et commodes.

On doit réprimer les désirs vénériens, bien qu'ils se
réveillent parfois avec opiniâtreté; ce précepte est fort

important, et son inexécution a souvent été cause de graves rechutes et de la mort: Mais c'est surtout le régime qui doit fixer l'attention du médecin, le convalescent ne désire que trop souvent des aliments de difficile digestion, tels que salade et autres substances acides qui ne peuvent lui être que nuisibles.

Aux bouillons doivent succéder des potages de diverses fécules, du riz, plus tard on permettra les œufs frais, des légumes frais et non farineux, quelques viandes rôties et de la volaille. La boisson sera de l'eau sucrée rougie; on pourra à la fin du repas prendre un peu de vin pur, pourvu qu'il soit de bonne qualité. On a donné pour le convalescent l'excellent précepte de ne satisfaire entièrement son appétit à aucun de ses repas; il doit manger peu et souvent au commencement de sa convalescence; mais plus tard bien régler ses repas. Enfin on combattra la constipation assez fréquente dans cet état, par des lavements, ou par de légers purgatifs, si le médecin le juge à propos.

CHAPITRE SECOND.

EMPLOI DE L'ÉLECTRICITÉ DANS LA CONVALESCENCE.

Les anciens électropathes, aussi bien que les modernes, se taisent sur l'emploi de l'électricité dans la convalescence. Dens ce cas comme dans celui de la maladie, l'administration des commotions et des étincelles serait, de même que l'impression violente des appareils d'induction, plus nuisible qu'utile; et au lieu de rétablir l'harmonie des fonctions, produirait plutôt un trouble et provoquerait infailliblement le retour de l'affection primitive. Il existe donc une contre-indication à leur emploi. En est-il de même de celui de l'électricité statique selon ma méthode ?

Les fonctions digestives sont généralement languissantes et ont plus ou moins de peine à revenir à leur état normal.

Si la force impulsive est trop faible, le patient tombe dans un état de marasme et succombe, guéri, il est vrai, de la maladie qui l'affectait, mais incapable de recouvrer la santé. Dans d'autres cas les fonctions nutritives s'établissent avec peine et le malade ne peut pas obtenir une guérison complète.

Presque toutes les maladies chroniques ont pour point de départ une convalescence ou le passage de la maladie à la santé opéré incomplètement et laissant subsister une affection continue, latente, moins dangereuse pour la vie du patient que la maladie primitive, mais permanente, et qui souvent ne peut se guérir que par le retour à l'état aigu, ou bien qui persiste jusqu'à la mort.

Nous remarquons donc que, si la vitalité est assez forte, la transition de la maladie à la convalescence, et de là à la santé, suit une marche régulière, mais si elle est trop faible, il en résulte une maladie chronique consécutive à la primitive.

Enfin si la vitalité fait par trop défaut, le malade succombe après la guérison de la maladie primitive, trop faible qu'il est pour résister. Ces cas de mortalité sont très-nombreux dans les hôpitaux, où les moyens hygiéniques, tels que l'air pur de la campagne et autres petits soins, deviennent impossibles.

L'électricité statique est cependant capable de vaincre les obstacles en augmentant les forces vitales, et procurer par son emploi le retour à la santé, que souvent l'organisme trop affaibli pourrait obtenir sans elle.

Nous avons exposé, en traitant de l'invasion d'une maladie, que l'action électrique doit être d'une énergie proportionnée aux symptômes qu'elle a à combattre, et que les séances doivent être courtes et se succéder jusqu'à la disparition des signes précurseurs de la maladie.

Dans la convalescence, c'est le contraire ; les séances doivent être de 15 à 20 minutes, et il suffit d'une seule par jour. L'application de l'électricité doit être très-douce ; ainsi on établira un courant avec la tige d'argent, en la dirigeant lentement de la tête aux pieds.

L'impression du courant électrique sur le sujet doit être très-faible, et pour cela l'opérateur l'établira à une distance de 20 à 30 centimètres du corps. Si l'impression est agréable et produit la sensation d'un léger frisson, l'opérateur peut continuer pendant 15 minutes. Dans les cas de grande faiblesse, on doit établir le long de la colonne vertébrale un courant avec l'excitateur en or, et le continuer pendant 5 à 10 minutes.

Quand il y a dégoût pour les aliments, on peut établir avec du fer un courant dans la région de l'estomac, et donner à boire au sujet quelques gorgées d'eau électrisée avec de l'or pendant qu'il est soumis à l'électrisation sur l'isoloir. Dans les cas de diarrhée ou de constipation, l'eau électrisée est également indiquée et peut être renouvelée plusieurs fois par jour.

S'il existe un froid persistant aux pieds, on pourra y faire des frictions avec la main et ensuite avec du fer.

Les opérations électriques ne peuvent avoir lieu que dans la chambre des convalescents, dans le cas où son état de faiblesse ne lui permet pas encore de s'exposer à l'impression du grand air.

Il est rare que ces opérations électriques ne produisent pas instantanément une grande amélioration, et que par ce moyen on ne parvienne promptement à l'état de santé, évitant par là les maladies chroniques.

J'ai remarqué sur le plus grand nombre de convalescents qu'ils absorbent presque toute l'électricité produite par la machine, de manière à rendre difficile la friction électrique et entraîner la nécessité de prolonger l'électrisation jusqu'à 25 minutes.

Si, à la seconde séance, le convalescent se sent plus de force, on pourra augmenter l'intensité du courant, en approchant davantage de son corps l'excitateur d'argent, comme aussi celui d'or, quand on établira le courant le long de la colonne vertébrale. On augmentera également les frictions à la main, et on terminera toujours la séance par la friction des pieds. On pourra également, dans le but d'activer les forces digestives, faire boire au convalescent en plus grande quantité l'eau électrisée avec l'or, dont on élèvera la dose à demi-verre.

Il est bien entendu que l'augmentation de l'intensité électrique ne doit avoir lieu que dans le cas d'amélioration; dans le cas contraire, on continuera le traitement avec l'intensité indiquée pour la première séance.

L'électricité statique, employée selon ma méthode, n'est pas sujette aux contre-indications, car elle s'adapte à toutes les formes en raison des diverses sensations qu'elle est capable de produire.

En médecine, les agents médicamenteux fixes et à peu près constants dans leur action sont en nombre très-limité. L'opium fait dormir, le sulfate de quinquina coupe la fièvre et la strychnine produit des secousses musculaires.

L'électricité statique nous offre les mêmes moyens en variant soit les excitations, soit les degrés d'intensité, et réussit souvent, même après que les spécifiques les plus sûrs ont échoué.

La convalescence peut donc être considérablement abrégée par l'emploi régularisé et fortifiant de l'électricité statique, en observant que dans cet état elle doit être appliquée avec modération et par ses effets les plus doux que les courants et les légères frictions peuvent seuls produire.

Il est rare qu'après quelques jours d'électrisation la convalescence n'ait pas fait place à la santé parfaite, et qu'aussi l'on n'ait pas prévenu la formation d'une maladie chronique.

Je pourrais citer en grand nombre les expériences heureuses de l'application de l'électricité dans la convalescence ; je me bornerai à une seule qui me concerne personnellement et m'a fourni les moyens de rendre compte avec exactitude des sensations éprouvées, ce que je n'eusse pu faire avec autant de précision, si l'expérimentation n'eût pas eu lieu sur moi-même.

J'ai déjà rendu compte dans le premier volume (*Etudes sur l'électricité*) d'une maladie (*fièvre ataxique*) dont j'ai été affecté en 1840.

Après cette maladie ma santé était constamment chancelante et au mois d'octobre de la même année, je fus affecté d'une fièvre muqueuse. Pendant ces deux maladies, mon ami, le docteur Fouilloux, me donna ses soins affectueux.

Tant que dura la fièvre muqueuse, je me fis électriser plusieurs fois, sans obtenir d'autre effet sensible que celui de la conservation des forces qui me permit de moins m'aliter pendant le cours de la maladie. Arrivé à la convalescence, je me fis électriser de nouveau ; je fis essayer des étincelles avec de l'or, le long de la colonne vertébrale, mais il fallait immédiatement renoncer à ce moyen comme excitant. J'essayai alors des courants d'argent à grande distance, et dirigés avec lenteur de la tête aux pieds. Je fus alors impressionné agréablement et je sentais un courant intérieur suivre le courant extérieur en manière de frisson.

Le courant promené avec l'or le long de la colonne vertébrale avait produit la même sensation.

Le lendemain, les mêmes moyens furent employés, en y ajoutant quelques frictions à la main le long de la colonne vertébrale, des cuisses et des jambes, et l'usage en boisson de l'eau électrisée avec de l'or.

Pendant et après l'électrisation, je sentais mes forces renaître; l'appétit était tel que je n'osais prendre des aliments en suffisante quantité pour le satisfaire.

Je continuai encore quelques jours l'emploi de l'électricité indiquée ci-dessus, et passai rapidement à un état de santé parfaite.

Pendant le cours de cette maladie, mes plus grandes souffrances étaient dans la tête; le cuir chevelu s'en était tellement ressenti que tous mes cheveux tombèrent, laissant ainsi ma tête entièrement dénudée.

Des frictions électriques pratiquées sur le cuir chevelu n'empêchèrent pas aux cheveux de tomber; mais de nouveaux cheveux remplacèrent bientôt les anciens, et j'ai même aujourd'hui autant de cheveux qu'avant ma maladie.

Nous abordons une autre série d'affections qui peuvent se guérir instantanément par l'emploi de l'électricité, telles que les chutes, entorses sans complication de fractures ou de déchirements musculaires trop considérables. Dans ces derniers cas on pourrait néanmoins appliquer l'électricité pour faciliter le rétablissement de la circulation sanguine avant de recourir aux moyens chirurgicaux.

ENTORSE

Distension violente et même déchirure partielle des ligaments et des parties molles voisines d'une articulation causée par un mouvement forcé.

Toutes les articulations ne sont pas également sujettes à ces accidents qui arrivent surtout aux jointures contenues par des ligaments nombreux et très-serrés, telles que celles du pied, du poignet et de la colonne vertébrale. Le coude et le genou en sont quelquefois atteints; mais c'est aux pieds qu'appartient le fâcheux privilége de la fréquence de cette distension.

Dans les entorses légères, la médecine indique comme moyen curatif l'immersion du pied dans un sceau d'eau à la glace, dont le contenu doit être renouvelé au fur et à mesure qu'il tend à se mettre en équilibre avec la température du pied. Ce moyen ne convient qu'au premier moment de l'accident; on emploie ensuite les cataplasmes imprégnés de décoctions de plantes aromatiques, telles que la sauge, le romarin, la lavande, etc., ou même arrosée d'eau-de-vie camphrée; des compresses imbibées d'eau-de-vie camphrée, et enfin des compresses imbibées d'eau-de-vie camphrée pure et eau chaude.

EMPLOI DE L'ÉLECTRICITÉ.

Dans le traitement des entorses, il faut d'abord s'assurer des ligaments distendus : on demandera donc au malade si le pied a été tordu de dedans en dehors ou de dehors en dedans.

On provoque sur la partie distendue des étincelles avec l'excitateur en or. Le tout pendant 5 à 6 minutes, ensuite on pratique sur la partie affectée des frictions avec la main.

Après quinze minutes d'interruption, on pratique de nouveau les mêmes opérations, et on continue ainsi jusqu'à ce que la douleur et la tuméfaction causées par l'accident soient entièrement dissipées.

Ce n'est que dans les cas exceptionnels qu'une entorse récente ne cède pas à la troisième ou quatrième électrisation, mais si l'enflure persiste, c'est un signe de déchirements graves, et il faut alors employer les moyens contentifs et le repos absolu.

Dans le grand nombre des entorses que j'ai traitées, je n'ai rencontré qu'un seul cas où l'électrisation n'ait pas produit une guérison instantanée.

Le traitement de l'entorse ancienne est le même que celui de la récente, seulement, au lieu d'électriser plusieurs fois de suite, on n'électrise le patient qu'une fois par jour, jusqu'à la guérison qui s'opère ordinairement dans l'espace de quelques jours.

L'entorse de la colonne vertébrale désignée vulgairement sous le nom de détours de reins, et dont les cultivateurs et les hommes de peine sont souvent affectés, se manifeste surtout à la suite de mouvements brusques, de torsion du corps dans différents sens, d'efforts énergiques pour soulever un fardeau, etc., etc.

Ces diverses causes ont pour effet une distension soudaine ou violente, qui porte autant sur les muscles logés dans les gouttières vertébrales que sur les ligaments, et qui peut même amener la rupture de quelques faisceaux de fibres musculaires.

La médecine a recours en ce cas aux applications de sangsues, de décoction concentrée de têtes de pavots, de laudanum de Sydenham.

En faisant agir l'électricité sur le sacrum sous forme de friction manuelle, on fait à l'instant cesser la douleur. En cas d'insuffisance des frictions on peut recourir aux étincelles provoquées par l'excitateur d'or, suivies de courants et frictions manuelles. J'ai produit par ces moyens des guérisons instantanées.

Dans les entorses survenues chez un sujet scrofuleux, l'enflure du genou ou du pied est plus difficile et plus longue à dissiper, et alors on est obligé de diriger avec l'appareil d'iode des courants sur la partie tuméfiée, et de s'abstenir d'exciter des étincelles avec l'or.

CHUTES

Les chutes présentent des dangers plus ou moins graves, suivant une foule de circonstances qu'il n'est pas toujours facile d'apprécier ; il arrive parfois qu'une personne tombe d'un lieu élevé sans éprouver d'accident grave, tandis qu'une autre, tombant simplement de sa hauteur, peut retirer de sa chute les conséquences les plus funestes. Néammoins, toutes choses égales d'ailleurs, il est constant qu'une chute présente d'autant plus de danger, qu'elle a lieu d'une position plus élevée, et que les corps sur lesquels on tombe opposent plus de résistance, ce qui n'empêche pas que les chutes sur les corps mous, sur des matelas, des lits de plume, du foin, du sable, ne soient pas toujours exemptes de dangers. Une chute violente s'accompagne ordinairement d'un sentiment de surprise et de stupeur, qui se prolonge quelques instants après l'accident.

Pendant la chute on éprouve même l'apparence visuelle de bluettes lumineuses, desquelles dérivent cette expression si vulgaire : une chute à voir trente-six chandelles.

Le phénomène électrique que je viens de citer, est le résultat de l'ébranlement du cerveau. Produite avec plus de violence la chute entraîne la perte de connaissance pendant quelques instants, souvent même pendant un temps plus ou moins prolongé. Cette perte de connaissance est de même que les autres phénomènes ci-dessus, un effet de la commotion du cerveau.

La médécine prescrit dans ces cas, le repos sur un siège ou sur un lit, l'aspiration de vapeurs ascétiques, ammoniacales, l'ingurgitation de quelques petites cuillerées d'eau de fleur d'oranger, etc.., et enfin la saignée, alors qu'on a employé en vain tous les moyens précédents. Lors d'une chute que je fis dans le temps et dont j'ai conservé le souvenir, je ressentis la commotion du cerveau, accompagnée d'une forte lueur, avant la douleur, qui ne survint que plus tard. C'est donc le fluide vital ou électrique animal qui est refoulé instantanément au cerveau, bien que la chute frappe une partie éloignée.

Ayant sous la main une machine électrique, je me fis électriser immédiatement après l'accident, et au bout de cinq minutes d'électrisation par étincelles, le long de la colonne vertébrale, des cuisses et des jambes, suivies de frictions à la main, les effets étourdissants de la commotion avaient entièrement disparu. Il ne restait plus qu'une légère douleur limitée à la partie contusionnée et qui se dissipa complètement dans l'espace de quelques jours.

ÉLECTRISATION.

Dans les cas de chute, quelle que soit leur gravité, il faut électriser le malade le plus promptement possible, après l'accident. La principale opération doit se diriger sur la tête, où il faut produire de haut en bas des courants avec la pointe de l'excitateur d'argent. Puis on excitera avec l'or des étincelles le long de la colonne vertébrale, suivies de courants de la tête aux pieds, à l'aide de l'excitateur d'argent. On peut électriser le patient assis ou couché, selon la gravité des cas, et prolonger l'opération autant qu'il faudra pour dissiper le trouble du cerveau. S'il n'existe pas de fracture, on pratiquera des frictions manuelles sur tout le corps, en insistant plus longtemps sur la partie contusionnée, et on fera de temps en temps boire au malade quelques gorgées d'eau que l'on aura préalablement électrisée avec de l'or.

Dans les cas récents, c'est de la première séance d'électrisation que dépend la guérison du malade, auquel elle épargne la congestion, tant du cerveau que de tout autre organe essentiel à la vie. Si une séance de 10 à quinze minutes est insuffisante, on doit la renouveler de demi-heure en demi-heure, jusqu'à ce que le cerveau du malade soit entièrement dégagé.

En employant ces moyens j'ai guéri et rappelé à la vie des malades qui avaient entièrement perdu connaissance.

Les douleurs occasionnées par la chute ne peuvent être dissipées instantanément, mais elles disparaissent par degrés dans l'espace de quelques jours. Les chutes graves laissent souvent après elles des douleurs locales, incurables par les moyens ordinaires, mais que j'ai eu le bonheur de guérir par l'emploi de l'électricité. Outre plusieurs cas, je citerai un dragon qui, à la suite d'une chute de cheval, fut porté sans connaissance à l'hôpital militaire de Lyon. Au bout de trois semaines, il était en état de marcher, mais encore dans l'impossibilité de monter à cheval, à cause d'une douleur à l'articulation du fémur. Il ne fallut que huit jours d'électrisation par étincelles et frictions manuelles, pour le guérir entièrement. Dans presque toutes les courses de chevaux, il arrive quelque accident de chute grave, suivie de la mort, qui pourrait être évitée en employant les moyens que nous offre l'électricité.

J'ai obtenu également des guérisons, alors que les fractures des membres inférieurs, déjà consolidées par la soudure naturelle, laissaient après elle des douleurs accompagnant la progression et condamnant le patient à se servir de béquilles. L'emploi de l'électricité est presque toujours utile quand la guérison d'une opération de chirurgie laisse subsister des douleurs locales.

ASPHYXIE

Etat de mort apparente, produit par la suppression de la respiration et de la circulation sanguine et nerveuse.

L'une des conditions les plus indispensables à l'entretien de la vie chez l'homme, comme chez tous les vertébrés, est l'introduction dans l'intérieur de la poitrine, d'une certaine quantité d'air destiné à régénérer et à revivifier le sang, ce qui constitue l'acte de la respiration. Si par une cause quelconque, un autre gaz est substitué à l'air atmosphérique, ou bien si ce dernier ne peut pénétrer dans la poitrine jusqu'aux cellules pulmonaires, l'asphyxie survient et la mort est imminente.

L'asphyxie peut être produite par différentes causes, desquelles découlent les distinctions suivantes :

1° Par l'aspiration des gaz méphitiques, des fosses d'aisance, des égouts, des fours à chaux, des cuves contenant des matières végétales en fermentation ;

2° Par submersion (asphyxie des noyés) ;

3° Par strangulation (asphyxie des pendus) ;

4° Par le choc en retour de la foudre ;

5° Par le froid ;

6° Par la compression du cordon ombilical (asphyxie des nouveau-nés).

Mon expérience en électrisation ne m'a fourni l'occasion de combattre l'asphyxie de l'homme, que dans les circonstances de chutes graves, suivies de suspension de la vie, cas dans lesquels l'électricité a immédiatement rétabli les fonctions vitales. Mais j'ai fait de nombreuses expériences sur des animaux vertébrés, par exemple sur des chats, des rats, etc., que j'ai noyés ou asphyxiés par le gaz acide carbonique, ou par la privation d'air, sous la cloche de la machine pneumatique ; et dont j'ai rappelé à la vie un grand nombre, au bout de 5 à 15 minutes de mort apparente. J'ai la conviction que l'électricité l'emporterait sur tous les moyens employés par la médecine pour sauver de l'asphyxie ; et si elle n'est pas appliquée en ce cas, cela provient uniquement de ce que, jusqu'à ce jour, les machines électriques n'ont pas fait partie des moyens de secours institués en faveur des asphyxiés.

ÉLECTRISATION.

1.º *Asphyxie par les gaz.*

On peut appliquer l'électricité de deux manières :

L'asphyxié sera couché sur un lit isolé, ou bien l'opérateur se placera sur l'isoloir pour lui transmettre l'électricité. L'excitateur en or est préférable à tout autre ; mais à défaut, on se servira de celui qu'on a sous la main : une cuillerée à soupe, un pochon peuvent servir ; l'essentiel est de ne pas perdre de temps.

On excitera des étincelles au cou, à la poitrine, au cœur, et même à l'abdomen ; de plus petites étincelles à la langue, dans les narines, aux lèvres, dans les oreilles, à la plante des pieds.

Après quelques minutes d'étincelles, on pratiquera des frictions sur la région du cœur et des poumons.

Si l'asphyxié ne donne aucun signe de vie, on doit recommencer la première opération d'étincelles, et cesser ces moyens, si après une demi-heure d'électrisation aucun signe de retour à la vie ne s'est manifesté. En cas de fatigue, l'opérateur doit se faire remplacer par une autre personne, pour ne pas interrompre l'électrisation.

2° *Asphyxie par submersion.*

Aux secours organisés pour les noyés nous ajouterons l'application de l'électricité, comme le moyen le plus puissant de les rappeler à la vie. Après avoir séché, enveloppé d'une couverture de laine et couché le noyé, en l'inclinant légèrement sur le côté droit, on lui appliquera l'électricité, comme aux asphyxiés par les gaz délétères. Dans ces cas, l'opérateur doit se placer sur l'isoloir pour appliquer l'électricité.

3° *Asphyxie par strangulation.*

Nous ajouterons aux moyens précédents de fortes dérivations aux cuisses et aux jambes avec les appareils rubéfiants et avec le charbon végétal.

4° *Par le choc en retour.*

Dans le choc en retour, la mort a lieu par la soustraction violente de l'électricité animale que l'individu ne peut reprendre instantanément aux corps ambiants. Si dans ces cas on avait sous la main une machine électrique,

il serait facile de le rappeler à la vie, en lui communiquant de l'électricité artificielle.

5° *Asphyxie par le froid.*

Aux moyens déjà indiqués, nous ajouterons des frictions avec la plaque rubéfiante et le charbon végétal.

6° *Asphyxie des nouveau-nés.*

Quant aux nouveau-nés, je crois que les secours doivent être très-prompts, sans quoi l'asphyxie serait complète et le retour à la vie impossible. Il y a quelques
années, M. le docteur G... apporta à mon cabinet un
enfant nouveau-né asphyxié à la suite d'un accouche-
ment laborieux. Par malheur, j'étais absent dans ce moment et il le soumit pendant un quart d'heure à l'action
de l'électricité sans pouvoir le rappeler à la vie. Dans ce
cas, j'aurais excité de légères étincelles aux narines, sur
la langue, au cou, sur la région du cœur et des poumons, suivies de frictions sur tout le thorax.

MORT APPARENTE.

Certaines maladies peuvent donner lieu à un état de
l'économie dans lequel le sentiment et le mouvement
étant suspendus, on pourrait croire à la mort; cet état
peut être causé par l'apoplexie, par l'ivresse, par l'extase,
par l'épilepsie, la catalepsie, l'hystérie, la syncope, le
tétanos et certaines blessures graves.

Les cas assez nombreux de gens ensevelis et enterrés
avant leur décès démontrent suffisamment combien il

importe de pouvoir distinguer cette mort apparente de la mort réelle. La rigidité cadavérique peut avoir lieu dans certains cas de névroses; un commencement de putréfaction ne suffit même pas pour prouver la mort; on a vu revenir à la santé des personnes dont la peau présentait des taches livides et qui exhalaient une odeur fétide.

J'ai fait des expériences sur plusieurs somnambules dont l'insensibilité était telle que ni l'odeur de l'ammoniaque, ni les détonations, ni la brûlure avec le fer rougi à blanc ne pouvaient provoquer chez eux aucun mouvement, et qu'un simple chatouillement électrique dans les narines, aux lèvres et sur le trajet du nerf facial réveilla de suite. Les fortes étincelles n'avaient au contraire aucune influence sur eux.

Je conseille donc, dans tous les cas où il y aura doute, et à défaut de la constatation d'un médecin, de différer les inhumations jusqu'à la manifestation de la décomposition cadavérique, ou bien d'essayer les chatouillements électriques si on a une machine à sa disposition.

En Allemagne, on a établi dans les cimetières des cabinets où les morts sont déposés à découvert et examinés plusieurs fois le jour par des gardiens, et l'inhumation n'a lieu qu'au bout de quelques jours de séjour dans ces cabinets et lors de la décomposition cadavérique.

OBSERVATIONS CLINIQUES.

Première observation.

Le docteur Fouilhoux, médecin à l'Hôtel-Dieu et médecin de notre maison, me fit part un jour de l'indisposition de son fils, enfant de dix ans, d'un tempéra-
ment nerveux , qui, depuis plusieurs jours, était forcé
d'interrompre ses études en raison des symptômes suivants :

Enchifrènement très-prononcé, animation des papilles
de la langue, irritation pharyngienne augmentée par la
déglutition, anorexie complète, dévoiement; toux avec
points douloureux multiples sur les côtés de la poitrine.
Les indications ci-dessus m'ont été transmises par le
docteur Fouilhoux alors qu'il lui vint la pensée d'essayer
le traitement électrique. Jusqu'alors on n'avait adminis-
tré que quelques infusions adoucissantes.

TRAITEMENT ÉLECTRIQUE.

1° Courants par l'antimoine depuis les narines jusqu'à
l'épigastre ;

2° Courants par le fer de l'estomac à l'ombilic ;

3° Id. et quelques étincelles promenées avec
l'or le long de la colonne vertébrale ;

4° Frictions avec la main sur les cuisses et sur les
jambes.

La séance dura dix minutes et fut réitérée au bout
d'une heure.

Après la première séance , l'enfant déclara ne plus éprouver aucun des symptômes énumérés ; invité à revenir le soir, il s'y refusa, se disant complètement guéri. A son retour à la maison, il dîna avec appétit et la digestion se fit ; sa santé se soutint sans aucune rechute, en sorte que le docteur Fouilhoux fut si étonné de ce changement prompt qu'il m'a déclaré que, si ce phénomène se fût produit sur tout autre que son fils, il n'y aurait jamais pu croire.

Remarque.

Chez cet enfant, il n'y avait pas de maladie bien caractérisée, mais une altération de plusieurs fonctions essentielles et une tendance à la localisation sur quelque organe important.

J'ai pu, à l'aide de ma méthode, agir par dissémination avec l'or sur l'ensemble du système nerveux rachidien, et en particulier sur l'appareil respiratoire avec l'antimoine ; sur l'appareil digestif avec le fer ; enfin, j'ai amené une révulsion sur les membres inférieurs. Ainsi donc, j'ai par là réparti sur un grand nombre de points le fluide nerveux, auparavant concentré sur certains organes où déjà il appelait le sang, et pouvait déterminer une ou plusieurs inflammations.

2e Observation.

M. N..., garçon de peine, âgé de 42 ans, se plaignait d'un point au côté gauche ; selon l'habitude populaire, il s'était fait transpirer mais sans aucun changement, et la douleur allait toujours en augmentant en sorte qu'il ne respirait plus qu'à demi et en éprouvant des douleurs atroces. Il attribuait cette affection à un refroidissement succédant à un travail très-pénible et longtemps soutenu. La douleur ne s'était manifestée que le lendemain matin ; faible au début, elle avait augmenté progressivement au point d'obliger le patient à quitter son travail.

TRAITEMENT.

Electrisation de la durée de dix minutes pendant laquelle :

1° Etincelles excitées par le fer sur le point douloureux ;

2° Frictions avec la main.

Durant l'électrisation , le malade éprouva une légère amélioration ; je le laissai reposer une demi-heure avant de l'électriser de nouveau, de la manière qui suit :

1° Etincelles excitées par l'or sur le point douloureux pendant cinq minutes , suivies d'étincelles provoquées par le fer ;

2° Frictions avec la main conduite jusqu'aux pieds.

Après cela, respiration libre , le malade n'éprouvait plus de douleur interne, mais une sensation de brûlure dans la partie de la peau correspondant au siége de la douleur. Après une heure de repos, je l'électrisai de nouveau pendant dix minutes en suivant les formes ci-dessous :

1° Frictions à la main conduites jusqu'aux pieds ;

2° Courants produits avec l'argent.

La séance finie, le patient ne sentant plus aucune douleur rentra chez lui pour se coucher. Je lui avais recommandé de revenir le lendemain se faire électriser encore une ou deux fois pour achever sa guérison. Il revint le lendemain, mais uniquement pour me remercier, car, se sentant bien guéri, il n'avait plus à réclamer le secours de l'électricité : il n'éprouvait plus aucune douleur en respirant.

Remarque.

Cette affection aurait indubitablement entraîné pour le malade une pneumonie ou une pleurésie, s'il n'avait eu recours à l'électricité qui, en peu de temps, a dissipé ces symptômes alarmants, lesquels sont très-souvent suivis d'une terminaison funeste. Les ouvriers des villes et des campagnes sont plus que d'autres sujets à ces maladies parce qu'ils négligent de se sécher ou de changer de vêtements alors qu'un travail pénible les a mis en sueur.

Tous les moyens médicaux infructueusement employés jusqu'à présent peuvent être remplacés avec avantage par l'emploi de l'électricité au début de l'affection. Quelquefois les progrès de la maladie sont très-prompts ; c'est pour cela qu'il est urgent de ne pas attendre, et de soumettre de suite le sujet à l'action si prompte de l'électricité qui, à l'aide des procédés indiqués plus hauts, peut dissiper la maladie à son début, et éviter des milliers de décès prématurés.

3ᵉ Observation.

M. Christophe Antoine, âgé de 66 ans, douleurs de tête du côté gauche avec congestion sanguine à l'œil gauche et paralysie du nerf optique ; il ne distingue avec cet œil aucun objet. L'affection est toute récente et ne date que de trois jours.

TRAITEMENT.

1° Courants promenés avec la valériane sur tout le côté gauche de la tête ;

2° Frictions à la main au cervelet ;

3° Etincelles promenées avec l'or le long de la colonne vertébrale ;

4° Etincelles excitées par le fer aux cuisses, aux jambes et aux pieds ;

5° Frictions avec les mains sur le parcours de ces mêmes parties.

Après la séance qui dura dix minutes, les douleurs pongitives de l'œil malade avaient disparu. Ce même traitement continué pendant trois jours redonna la vue à l'œil gauche en dissipant l'inflammation de cet organe. Le malade continua encore pendant quelques jours l'emploi de l'électricité pour consolider la guérison.

Remarque.

Le prompt emploi de l'action électrique a pu dissiper instantanément la congestion nerveuse et sanguine. Dans les cas de congestion sur un organe, les moyens dérivatifs ne doivent pas être négligés ; car, bien que l'organe primitivement affecté soit de suite soulagé, l'affection primitive reparaîtrait infailliblement si on ne cherchait pas à provoquer une irritation artificielle sur un point éloigné du siége de l'inflammation. Si les frictions pratiquées avec la main aux jambes et aux pieds demeuraient insuffisantes, on pourrait recourir aux étincelles excitées par le fer, aux plaques rubéfiantes, jusqu'à ce que l'on ait amené dans ces parties la chaleur et même une rubéfaction.

4e Observation.

M. Maroky, facteur de pianos, âgé de 26 ans, d'une constitution nerveuse, était à la suite d'un refroidissement affecté de douleurs à toutes les articulations. Obligé de garder le lit, il avait eu recours à divers traitements et toujours sans succès. Un jour se trouvant moins souffrant que de coutume il se rendit, soutenu par deux personnes, à mon cabinet d'électrisation; quand je le vis, ses douleurs affectaient tous les membres ainsi que le trajet de la colonne vertébrale dans toute son étendue.

TRAITEMENT.

Frictions avec la main sur le trajet de la colonne vertébrale, frictions sur tous les membres endoloris. Légères étincelles excitées par l'or sur ces mêmes parties suivies d'un retour aux frictions manuelles. Durée de la séance 15 minutes. Le malade se sentit soulagé dès les premières frictions électriques, et à la fin de la séance n'éprouvait plus aucune douleur. Deux mois après, j'appris par sa femme que depuis cette seule électrisation, il n'avait plus ressenti ses douleurs.

5e Observation.

Chausson, journalier cultivateur au vallon de Rochecardon, commune de Saint-Didier-au-Mont-d'Or (Rhône),

36 ans. Sciatique du côté droit, étendue depuis le sacrum jusqu'à la jambe, consécutive à un refroidissement. Je l'avais déjà traité un an avant pour la même affection. L'année dernière, après s'être fait traiter six semaines tant à l'hôpital qu'à son domicile, et cela sans succès, il fut guéri en huit jours par le traitement électrique. Comme cette dernière rechute était récente, je le soumis de suite au traitement suivant.

TRAITEMENT.

Etincelles promenées avec l'or le long de la colonne vertébrale et sur le trajet du nerf sciatique, frictions avec la main, courants avec l'appareil à valériane. Durée de la séance 15 minutes, guérison instantanée.

Remarques.

Cette guérison a été opérée dans la propriété que je possède au vallon de Rochecardou où, dans un pavillon construit exprès pour mes expériences, j'ai établi des machines électriques.

J'ai remarqué que dans les traitements faits à la campagne, les guérisons sont plus promptes que dans ceux de la ville. Chez les paysans l'électricité dissipe instantanément toute affection récente et il est rare qu'il faille l'appliquer plus d'une fois. Les maladies qui affectent les habitants des campagnes sont pour la plupart dues à des transitions du chaud au froid, à des variations subites de l'atmospère, à la pluie dont souvent ils ne peuvent se garantir. Ce sont encore des chutes, des contusions, affections qui peuvent être dissipées instantanément par l'électricité.

Dans tous les cas l'application est facile, car mon maître-valet l'a déjà appliquée avec succès sur divers malades dans des circonstances où je ne me trouvais pas à la campagne.

6ᵉ Observation.

(RECUEILLIE SUR MOI - MÊME.)

Pour pouvoir rendre fidèle compte d'un sujet morbide, il faut l'avoir éprouvé par sa propre expérience. Ayant contracté en 1840 deux affectious graves, une fièvre ataxique et une fièvre muqueuse, j'ai pu observer l'invasion et le développement de ces deux maladies.

La première de ces affections avait pour cause une trop grande déperdition d'électricité animale! la seconde provenait d'une transition du chaud au froid. Toutes deux mirent plusieurs jours à se développer. J'aurais pu les éviter en employant l'électricité au début, chose que je n'ai pas manqué de faire lors d'une troisième affection qui fut guérie dès les prodromes, c'est-à-dire avorta avant son développement.

Au commencement de l'hiver de 1839, j'électrisai Mme Blanc de Saint-Bonnet pour une paralysie du pharynx et du larynx. M. le docteur Morel qui lui donnait ses soins avait ordonné l'application de l'électricité, espérant avec l'aide de cet agent parvenir à lui faire prendre quelques aliments. En outre de cette paralysie, la malade était affectée de crises nerveuses qui s'accompagnaient de grandes souffrances. Le hasard voulut que souvent ces crises se manifestassent peu de temps avant mon arrivée, et alors je cherchais à les faire avorter en employant de suite l'électricité.

Un jour arrivant près de la malade, je la trouvai sous le poids d'une crise des plus violentes et il me fallut opérer longuement pour parvenir à la calmer. Réduit à faire beaucoup d'efforts en l'électrisant avec mes mains, je me sentis très-affaibli et eus un moment de défaillance. Je serais même probablement tombé si je n'avais trouvé sous ma main une table pour me servir d'appui. Un instant après je me trouvais mieux mais conservais toujours une très-grande faiblesse suite de l'électrisation. Le lendemain, j'avais un mal de tête assez léger mais qui augmenta les jours suivants sans que j'y portasse attention.

Le 1er janvier 1840, et trois jours après ma défaillance, le mal de tête devint plus violent et persista toute la journée sans relâche. Espérant que le repos au lit apporterait quelque soulagement, je me couchai, mais aussitôt un courant violent partant des pieds et remontant jusqu'au cœur m'obligea à sauter à bas du lit et à courir d'une chambre à l'autre pour éviter un transport au cerveau. Le docteur Fouilhoux me donna ses soins, et au bout d'un mois je fus rétabli. Pendant toute la durée de cette maladie, le mal de tête n'a pas cessé, seulement il s'apaisa graduellement sur la fin.

La deuxième maladie que je fis la même année eut lieu en octobre. Dans le mois de septembre, je fis, en la compagnie de ma femme et de deux dames, un voyage de plaisir à Marseille et à Toulon. La chaleur excessive que nous eûmes à supporter pendant le trajet de Marseille à Toulon me renouvela le mal de tête violent que j'avais déjà éprouvé lors de ma première maladie.

Cependant le mal céda après un jour de repos. D'Avignon à Lyon notre retour s'effectua sur un bateau à vapeur par une température qui, s'abaissant graduellement, passa tout à fait au froid à notre arrivée à Lyon, je n'étais pas malade mais fatigué et las, je me sentais de jour en jour plus faible, le mal de tête se renouvela, la prostration augmentait. Je fis part de tout cela à mon ami le docteur Fouilhoux, qui me fit garder la maison, me prescrivant quelques tisanes, et au bout de quelques jours se déclara une fièvre muqueuse dont heureusement je pus encore échapper par les soins des docteurs Fouilhoux et Bonnet. J'ai pu étudier sur moi-même l'invasion et la manifestation de la maladie, et surtout apprécier dans ses effets l'invasion qui, progressivement, gagne tout l'organisme.

Jusqu'alors je n'avais pas encore songé à appliquer l'électricité au début d'une maladie, mais dans le cours de l'automne de 1843, je pus faire sur moi-même ma première expérience.

Depuis plusieurs jours ma digestion était dérangée; me trouvant un dimanche à la campagne, je pensai qu'une promenade et le mouvement me rétabliraient promptement. La journée étant belle et chaude, je prolongeai un peu tard ma promenade et surpris par la fraîcheur de la soirée alors que j'étais vêtu trop légèrement, j'éprouvai quelques frissons. Au milieu de la nuit, je fus éveillé par un grand mal de tête qui augmenta jusqu'au jour sans me laisser un moment de repos. Je sentais tous les prodromes des affections précédentes. Je redoutais l'invasion d'une nouvelle maladie et résolus d'employer de suite l'électricité pour la dissiper. Je priai ma femme de m'électriser en excitant sur ma tête où siégeait ma douleur, des étincelles avec une boule d'argent.

Jusqu'alors je n'avais jamais osé provoquer des étincelles sur cette partie ; et je fus très-surpris que chacune d'elles enlevât une partie de la douleur, en sorte qu'après avoir reçu quelques étincelles je fus entièrement délivré du mal que je ressentais et qui était absolument conforme aux prodromes de mes deux maladies précédentes.

Ainsi donc je fus, en quelques minutes, délivré à la fois des prodromes et de la maladie qui s'annonçait. Je communiquai ce phénomène à mon ami le docteur Fouilhoux, dont plus tard je guéris le fils dans des circonstances analogues, seulement il me fit observer qu'un client guéri d'une maladie avant de l'avoir éprouvée ne croirait pas me devoir une grande reconnaissance.

En présentant cette observation, j'ai surtout en vue de faire connaître aux personnes qui se proposent d'appliquer l'électricité à un certain nombre de malades, que dans le cas où elles se sentiraient indisposées, soit à la suite de l'électrisation, soit sous l'influence d'autres causes, elles n'auraient qu'à se faire électriser elles-mêmes dès les prodromes pour être à l'instant soulagées.

M. Desbarolles en examinant mes mains a trouvé au niveau de l'âge indiqué deux lignes traversant la ligne de vie et qui selon les principes de la chiromancie pouvaient être des figures de mort anticipée.

OBSERVATIONS.

FIÈVRES EXANTHÉMATIQUES.

M. N....., 43 ans, commis chez M. Jomand, régisseur d'immeubles.

Je traitais M. N..., depuis trois semaines pour une paralysie du bras gauche dont la guérison était presque terminée, quand se plaignant un jour de violents maux de tête, accompagnés de lassitude générale, il hésitait à se faire électriser, craignant par là d'augmenter son malaise. Je lui donnai l'assurance du contraire, espérant dissiper promptement cette indisposition subite.

TRAITEMENT.

Les étincelles excitées avec l'or, celles provoquées par l'argent sur la tête, les frictions à la main, conduites sur tout le corps à plusieurs reprises, furent employées en vain, ces symptômes persistèrent.

Les courants calmants obtenus par la valériane, le musc, ne produisirent pas plus d'effets; et le malade se retira aussi fatigué qu'à son arrivée.

Je lui conseillai d'aller se mettre au lit, dans l'espérance que le repos pourrait le soulager.

Le lendemain, il ne vint pas prendre sa séance habituelle, et j'étais inquiet sur sa santé. Cependant, le même soir, quelqu'un vint m'avertir de sa part, que le

matin, après une nuit très-agitée, son corps était entièrement couvert de rougeole, et qu'un médecin, qu'il
avait fait appeler, lui avait défendu de sortir de chez
lui, attendu que la gravité de son affection l'obligeait
à garder le lit pendant un mois pour le moins.

Quel ne fut pas mon étonnement, quand huit jours
après, je le rencontrai dans la rue bien portant, et sans
aucune marque de rougeole!

Il me raconta alors, que l'éruption de la rougeole
avait été si générale et si instantanée, qu'au bout de
quatre jours elle avait entièrement disparu. Comme il
ne ressentait aucun malaise, son docteur lui avait per-
mis de sortir et de vaquer à ses affaires.

Remarques.

Il est facile de comprendre le rôle qu'a rempli dans
ce cas l'électricité.

Elle a aidé la nature à éliminer promptement la
matière morbide qui la gênait, et dont elle a facilité
l'expulsion en l'appelant à la peau.

L'électricité pourrait être employée avec succès dans
le début des maladies éruptives, pour faciliter la pous-
sée, mais elle serait encore d'une plus grande utilité
dans le cas de variole, rougeole, scarlatines rentrées,
qui sont le plus souvent suivies de mort et qu'elle pourrait ramener au type naturel.

ENTORSES

Iʳᵉ Observation.

M. P....., qui, dans un faux pas, accompagné de la flexion du pied droit de dehors en dedans, s'était fait une entorse, vint de suite, appuyé sur le bras d'un de ses commis, recourir à l'emploi de l'électricité. A son arrivée à mon cabinet, l'enflure était déjà considérable et la douleur très-vive, en sorte que nous eûmes, le commis et moi, beaucoup de peine à le dégager de sa botte. Je le soumis au traitement suivant :

Frictions manuelles, prolongées pendant cinq minutes, au bout desquelles l'enflure avait disparu. Etincelles promenées avec l'or sur la partie distendue, quelques étincelles promenées avec de l'argent sur la partie opposée, puis de nouveau, frictions manuelles. Après dix minutes d'électrisation, la douleur était entièrement apaisée. Je répétai ce procédé de quart d'heure en quart d'heure, et au bout de deux heures le patient put reprendre sa botte sans ressentir de douleur. Le lendemain, il éprouvait encore une légère raideur, qu'une seule électrisation dissipa.

2ᵐᵉ Observation.

Mᵐᵉ M....., affectée depuis trois jours d'une entorse au pied gauche, boitait en marchant, à cause des douleurs lancinantes qu'elle ressentait à chaque pas.

TRAITEMENT.

Etincelles promenées avec l'or sur la partie distendue, frictions manuelles. Après un quart d'heure de
cette électrisation, la douleur avait disparu, et la malade
n'éprouvait plus qu'un engourdissement dans tout le
pied. Le lendemain l'enflure était totalement dissipée,
et il ne restait plus qu'une gêne dans l'articulation. Je
la soumis à une seconde électrisation, de la durée de dix
minutes, pendant lesquelles se succédèrent les formes
suivantes : Frictions manuelles, massages, quelques
étincelles promenées avec l'or. Après une troisième
séance, la malade était complètement guérie.

3me Observation.

M. A....., portait depuis dix jours une entorse au
pied droit. Le docteur G....., qui lui donnait ses soins,
lui avait recommandé, en raison de la gravité de l'accident, de garder le lit pendant un mois, pour le moins.

Comme il avait entendu parler de la promptitude
d'action de l'électricité dans les cas d'entorses, il se
rendit auprès de moi, en se faisant conduire en voiture
jusqu'à la porte d'allée, et porter à bras le long de l'es-
calier. A son arrivée, il avait l'articulation malade en-
tourée de bandes de toile amidonnée, il ne pouvait
s'appuyer du pied droit sans éprouver une forte douleur,
et ne se transportait d'un lieu à l'autre, qu'en sautant
sur l'autre pied.

Electrisation de huit minutes, pendant lesquelles se succédèrent les courants obtenus avec l'or, le massage, les frictions manuelles et de légères étincelles excitées avec l'or. Après un quart d'heure de repos, nouvelle électrisation au moyen d'étincelles excitées par l'or, avec plus de force que la première fois. Puis, une suspension d'une demi-heure suivie d'une troisième électrisation, dans laquelle la puissance des étincelles provoquées par l'or était encore augmentée.

Après ces trois séances successives, le patient n'éprouvait plus autant de douleur en posant le pied à terre. Au bout de trois jours de ce traitement, il pouvait se rendre à pied dans mon cabinet ; et les souffrances causées par la progression, diminuant de plus en plus, il fut entièrement guéri dans l'espace de huit jours.

Remarques.

On aperçoit par les trois traitements ci-dessus, que l'action de l'électricité doit être très-énergique dans les cas d'entorse récente, et de moindre puissance et de moindre durée quand l'entorse existe depuis plusieurs jours. Néanmoins, quand il ne reste plus d'autre symptôme que la douleur, comme cela se voit dans les entorses datant de plusieurs mois, on peut augmenter la force de l'électricité.

DÉTOURS DE REINS.

M. V....., âgé de 65 ans, cultivateur à Villeurbanne, près Lyon, souffrait d'un détour de reins, datant de trois mois. Il était, pour ainsi dire, plié en deux, et ne pouvait se redresser soit qu'il fût debout, soit qu'il fût couché dans son lit; chaque effort qu'il faisait pour se redresser lui procurait au sacrum une vive douleur, qui se propageait le long de la colonne vertébrale. Il avait déjà essayé plusieurs emplâtres et frictions sans en obtenir la moindre amélioration et se plaignait de ne plus pouvoir semer son blé.

TRAITEMENT.

Etincelles promenées avec l'or sur le sacrum, frictions manuelles, courants avec l'or. L'emploi de ces différents modes d'électrisation dura un quart d'heure.

En descendant de l'isoloir, le malade fut étonné comme je le fus moi-même, de pouvoir déjà se redresser à moitié, sans éprouver aucune douleur. Je l'engageai à se reposer pendant une heure avant de prendre une nouvelle séance; il me répondit : « *Je vais boire chopine et reviendrai dans une heure.* » Il tint parole et revint au bout d'une heure se tenant encore plus droit qu'au moment de sa sortie. Une seconde séance, conforme à la première, acheva sa guérison.

Je lui conseillai de revenir le lendemain, s'il éprouvait encore quelque gêne dans la marche. Il ne reparut pas, et plus tard j'appris par sa fille, que j'ai traitée pour une paralysie au bras droit, contractée en prenant un bain dans le Rhône, que depuis lors le père s'était toujours bien porté.

La fille également fut merveilleusement guérie dans l'espace d'un jour, tout comme sa mère l'avait été plusieurs années avant, et en aussi peu de temps, alors qu'elle souffrait de douleurs de reins.

Ainsi donc, le père, la mère et la fille ont été l'un après l'autre guéris en un seul jour, par l'action de l'électricité statique.

Remarques.

Depuis mon début dans l'application médicale de l'électricité, j'ai constamment observé que cet agent opère plus de guérisons sur les habitants de la campagne que sur ceux de la ville. En général, les paysans sont moins impressionnables et supportent volontiers, avec plaisir même, l'action la plus forte de l'électricité statique. Les habitants de la campagne n'entrent pas pour un dixième dans le nombre de personnes que j'ai traitées, et pourtant ils m'ont fourni des cures plus nombreuses ; car je n'ai trouvé parmi eux aucun cas qui n'ait été suivi de guérison. Un air plus oxygéné, une alimentation plus simple, et moins de susceptibilité à ressentir les influences des variations brusques de l'atmosphère, pourraient bien être les causes de cette différence. D'ordinaire, les paysans n'aiment pas les remèdes, et ne s'y résignent qu'à la la dernière extrémité. Il n'en est pas de même de l'électricité ; jeunes et vieux l'acceptent avec plaisir, surtout quand ils la reçoivent gratuitement. Chez eux les résultats sont presque toujours instantanés, comme on peut voir par l'observation ci-dessus, en laquelle sont mentionnés les traitements d'un père, d'une mère et d'une fille.

Pour mieux faire comprendre les opérations électriques dont plusieurs ont déjà été publiées dans le premier volume, je joins ici quelques dessins explicatifs des diverses opérations et principalement pour les guérisons instantanées.

La machine électrique en fonction :

Le patient assis sur l'isoloir, communiquant avec la machine par un anneau et une spirale en argent.

L'opérateur tient à la main un excitateur et excite des étincelles sur l'épaule du patient.

(Voir la page suivante.)

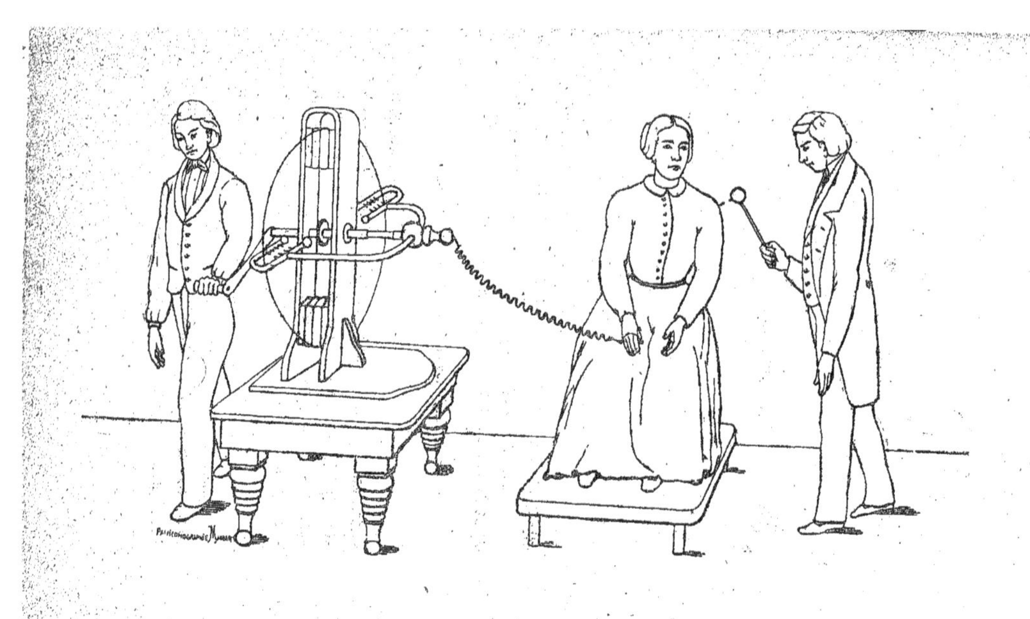

Electrisation par étincelles aux pieds :

Dans cette figure et les suivantes, la machine électrique est supprimée et indiquée par la spirale et l'anneau que le patient tient à la main.

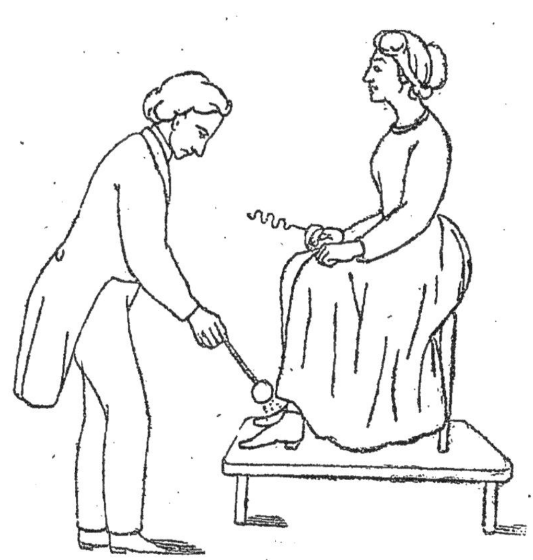

Electrisation avec la main :

L'opérateur approche la main à dix ou quinze centimètres de distance du patient, en la dirigeant de haut
en bas.

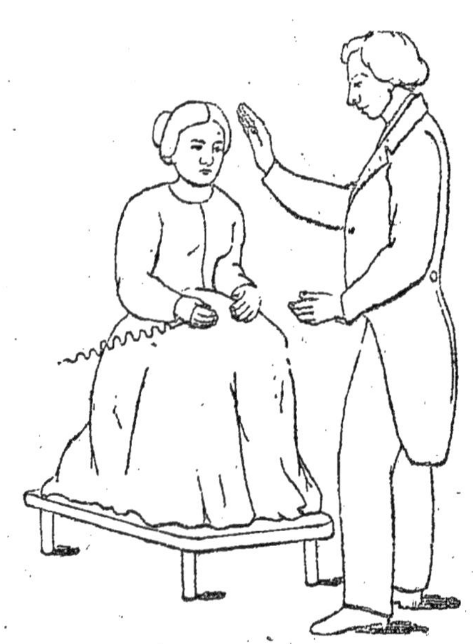

Electrisation par frictions :

L'opérateur pose les mains l'une après l'autre, sur les parties du corps où l'on veut obtenir la friction. Plus on appuie moins les frictions sont fortes,

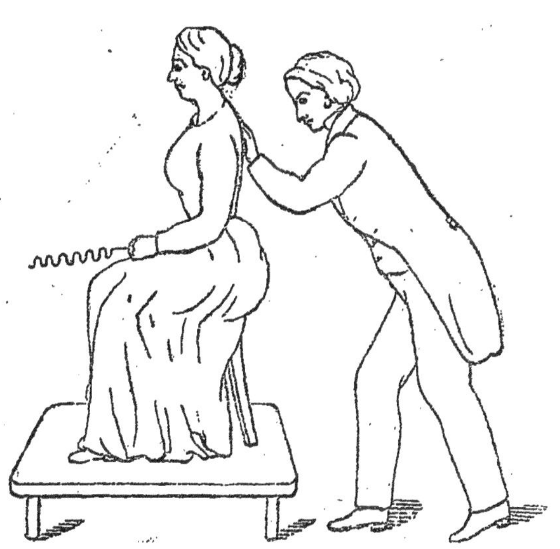

Electrisation à la tête :

Dans les maux de tête récents, on excite des étincelles sur toute la partie supérieure du corps avec l'excitateur d'argent.

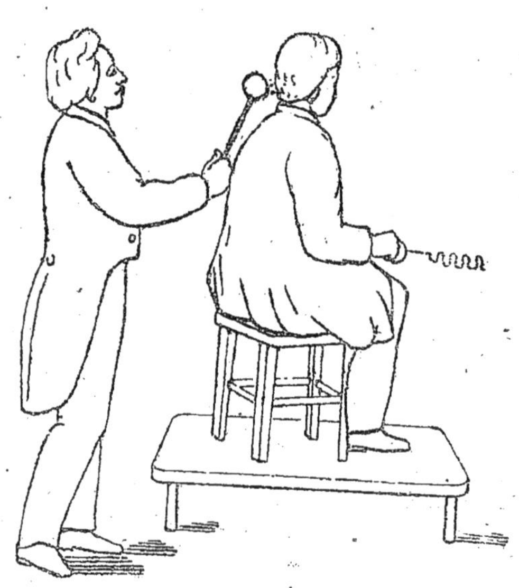

Electrisation par courants :

L'opérateur dirige la pointe de l'excitateur sur le patient, à une distance variable, selon l'intensité du courant.

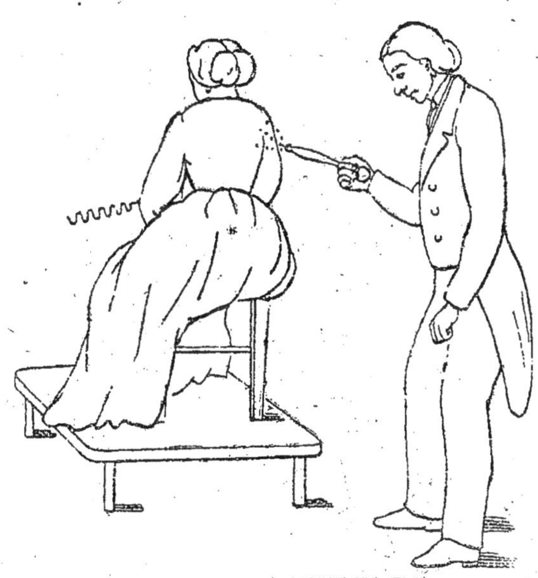

Electrisation par courants sur la tête et les yeux :

Il faut bien observér la distance à laquelle on fait les courants pour ne pas faire éclater des étincelles aux yeux, soit dans le traitement de l'amaurose, soit dans d'autres affections des yeux.

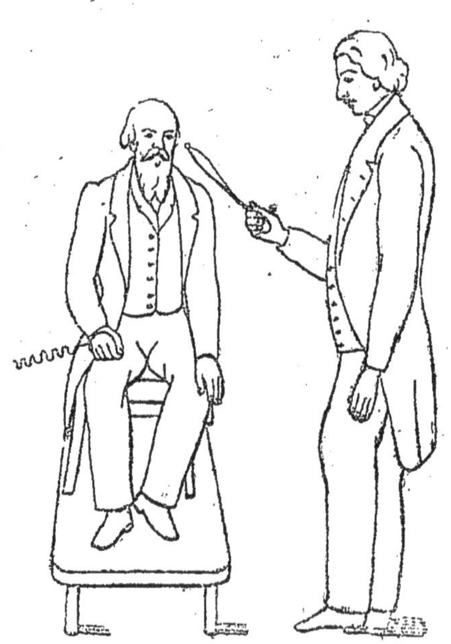

Electrisation du malade au lit :

Pour éviter d'isoler le lit, ce qui exige toujours plus ou moins de temps, l'opérateur s'isole et se met en communication avec la machine électrique, en tenant le conducteur à la main ; de cette manière, on peut faire les opérations comme si le malade était isolé.

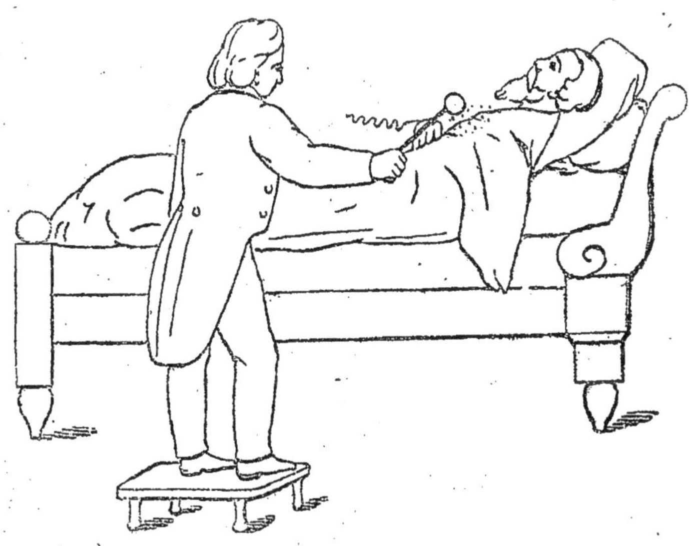

Electrisation par les rubéfiants :

Le charbon de bois, les plaques rubéfiantes, en les appliquant sur n'importe quelle partie du corps, recouverte d'une étoffe de laine, produisent, sur la partie appliquée, une irritation sur la peau, et, en continuant quelques minutes, des effets vésicants instantanés.

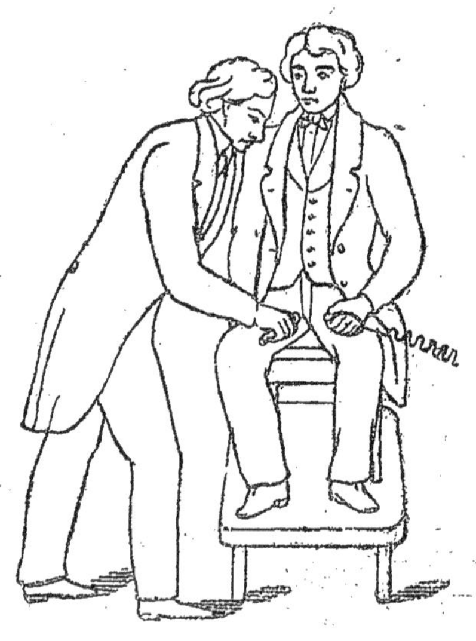

Douches électriques :

Les douches sont employées dans l'inflammation des yeux et des paupières, l'amaurose, la surdité, etc. L'opérateur dirige la pointe de l'appareil vers la partie à électriser. Le courant électrique entraîne avec lui le liquide en forme de rosée, et produit sur le patient une impression agréable.

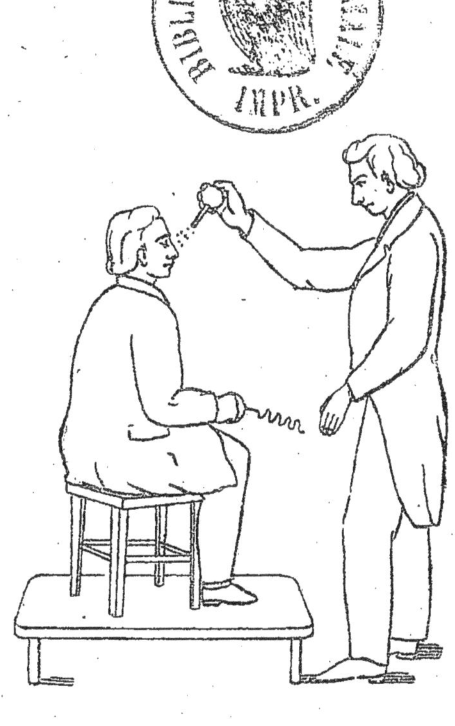

www.ingramcontent.com/pod-product-compliance
Ingram Content Group UK Ltd.
Pitfield, Milton Keynes, MK11 3LW, UK
UKHW022305120726
13694UKWH00003B/1247